Docteur C. BOUCHÈRE

CONTRIBUTION A L'ÉTUDE

DE

LA CURE RADICALE

DES

HERNIES OMBILICALES

MONTPELLIER
IMPRIMERIE CENTRALE DU MIDI
(HAMELIN FRÈRES)
—
1895

CONTRIBUTION A L'ÉTUDE

DE

LA CURE RADICALE

DES

HERNIES OMBILICALES

CONTRIBUTION A L'ÉTUDE

DE

LA CURE RADICALE

DES

HERNIES OMBILICALES

PAR

Le Docteur C. BOUCHÈRE

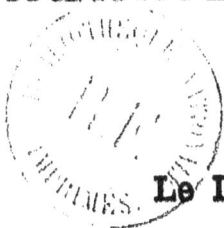

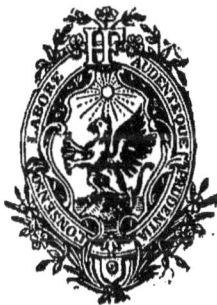

MONTPELLIER
IMPRIMERIE CENTRALE DU MIDI
(HAMELIN FRÈRES)
—
1895

A MES PARENTS

A MES AMIS

C. BOUCHÈRE.

A MON PRÉSIDENT DE THÈSE

MONSIEUR LE PROFESSEUR TÉDENAT

C. BOUCHÈRE.

INTRODUCTION

La hernie est une des infirmités les plus fréquentes et les plus redoutables en même temps, à cause des complications qu'elle peut présenter à tout instant et par le genre de vie spécial auquel elle condamne le malade.

Aussi, avons-nous toujours suivi avec un vif intérêt les progrès énormes que la cure de cette infirmité a accomplis ces dernières années. Nous avons pu constater par nous-même, dans la clinique de notre maître M. le professeur Tédenat, les remarquables résultats donnés par cette opération.

De nombreux et excellents travaux ont été déjà publiés sur les hernies inguinale et crurale. Plus rares sont les auteurs qui se sont occupés de la hernie ombilicale. Aussi avons-nous résolu, sur les conseils de M. le professeur Tédenat, de contribuer, dans la mesure de nos moyens, à l'étude de cette intéressante question.

Si nous n'avons pu rassembler un grand nombre d'idées et d'opinions venant de plumes autorisées, nous pourrons du moins présenter quelques observations dues à l'obligeance de M. le professeur Tédenat, observations dont quelques-unes datent déjà d'assez longtemps, pour montrer le succès durable de cette opération.

Nous avons d'abord tâché de retrouver, au milieu des ouvrages nombreux qui font l'historique des hernies, quelle part l'étude de la cure de la hernie ombilicale a tenue dans l'histoire de la chirurgie. Cette étude fera l'objet de notre premier chapitre.

Nous avons montré ensuite, dans le chapitre des indications, les dangers auxquels expose cette hernie, en même temps que l'inocuité relative de la cure, telle qu'elle est pratiquée en ce moment, ce qui nous a permis de conseiller l'intervention dans la presque totalité des cas.

Le manuel opératoire qui fait l'objet de notre troisième chapitre est celui qui est pratiqué en ce moment par tous les chirurgiens, et que nous avons vu appliquer avec un remarquable succès au cours de notre stage hospitalier.

Nous citons ensuite les observations qui viennent à l'appui de nos deux précédents chapitres et qui nous permettront de tirer de rapides conclusions de cette étude.

Nous remercions vivement M. le professeur Tédenat pour l'obligeance avec laquelle il s'est mis à notre disposition et pour l'honneur qu'il nous fait en présidant notre thèse.

Nous lui sommes aussi profondément reconnaissant de l'intérêt qu'il nous a toujours montré.

Nous ne pourrons oublier non plus ceux de nos maîtres qui nous ont témoigné leur bienveillance et leur intérêt au cours de nos études.

CONTRIBUTION A L'ÉTUDE

DE

LA CURE RADICALE

DES

HERNIES OMBILICALES

CHAPITRE PREMIER

HISTORIQUE

En parcourant l'histoire des époques les plus reculées de la médecine, nous voyons que la cure de la hernie ombilicale a toujours préoccupé les chirurgiens.

Dans le début même, nous voyons que la cure de hernie ombilicale a été beaucoup plus étudiée que celle des autres espèces de hernie, probablement parce que la région est plus accessible et que son anatomie était mieux connue des opérateurs.

Celse, qui ne se montre que d'une façon très médiocre partisan de l'intervention sanglante pour la cure des hernies, conseille l'opération pour les hernies ombilicales en particulier, mais il veut que ce ne soit guère que sur des enfants de six à quatorze ans que porte cette cure et qu'on ne s'adresse

point aux hernies des nouveau-nés, des adultes et des vieillards.

Son mode opératoire consiste à donner d'abord à la hernie
son maximum d'amplitude par un effort d'expiration forcée.
On trace ensuite à l'encre un trait circulaire autour de la
base, on réduit l'intestin, on tire fortement sur la poche, sur
laquelle on jette une ligature. On aide la sphacélation par des
caustiques ou par l'application du cautère ordinaire. Il cite
aussi comme bon moyen la ligature en X par deux fils entrecroisés.

Oribase, trois siècles plus tard, cite les mêmes procédés et
parle de la torsion. Fabre d'Egine ouvre la hernie pour la
réduire et suturer le sac. Puis vient l'École arabe avec Avi-
cenne dans ses « Canons », Albucasis et Haliabbas qui ne font
que continuer ce qui se faisait déjà.

Au XIIIᵉ siècle, la chirurgie subit une déchéance considérable. Les médecins regardent comme indigne d'eux de manier
le bistouri et laissent ce soin à des empiriques, à des opérateurs ambulants, qui promènent à travers la France leur dan-
gereuse ignorance, châtrant et rendant infirmes les malheu-
reux porteurs de hernies. Nous voyons que les écrits du temps
ne sont pas élogieux pour ces charlatans qu'ils désignent
sous les noms de « inciseurs de pierre, herniers, abatteurs
de cataractes, arracheurs de dents, triacleurs, drameurs. »

Au XIVᵉ siècle, au moment où l'École de Montpellier brillait
du plus vif éclat, nous voyons le plus renommé de ses maîtres, Guy de Chauliac, s'occuper des hernies ombilicales qu'il
désigne sous le nom de : « Éminence zyrbale et intestinale
du nombril », par opposition à la hernie inguinale, qu'il ap-
pelle : « Rompures didymales ». Il n'est pas très partisan de
l'intervention sanglante et lui préfère l'usage de brayers ou
de la pelote avec bandage métallique, qui, d'après M. Segond,
aurait été déjà connue des médecins. Nous voyons d'ailleurs

que la cure des hernies n'avait rien à gagner aux procédés de douceur, en sachant que le remède secret le plus renommé de l'époque, celui qu'on appelait le traitement sympathique, et dont M. Segond nous donne la formule, consistait en une certaine quantité de poudre d'aimant qu'on faisait avaler au malade, après quoi on appliquait sur la hernie de la limaille de fer ; de sorte que, par suite de l'attraction de l'aimant sur le fer, la hernie interposée se réduisait et restait réduite tant que durait l'application du merveilleux remède.

Ambroise Paré préconisait la ligature au moyen de plusieurs fils placés à la base du sac. Il préconisait aussi les incisions, les scarifications, et c'est de cette époque que date le point doré et la suture royale.

Puis nous voyons la cure radicale tomber presque complètement, entraînée par la défaveur dont souffrait la hernie inguinale, devenue, grâce aux empiriques, prétexte à la castration et aux pires mutilations. Jean-Louis Petit et Garengeot, plus tard, continuent la tradition et donnent leur préférence exclusive aux bandages.

Au commencement du siècle, Desault revient aux procédés sanglants, et lorsque, en 1811, Martin le jeune fait connaître le procédé de Desault et montre son utilité, il ne trouve que des incrédules ou des ennemis acharnés de la cure radicale. Tout paraît bon, pourvu qu'il n'y ait pas d'effusion de sang. On emploie, tour à tour, l'Osmonde royale, le Cyprès, le muriate de mercure, l'eau froide en douches obliques, le repos, etc. Les procédés de Celse, Oribase et Ambroise Paré, semblaient bien oubliés, lorsque la cure radicale de la hernie ombilicale, qui avait eu à souffrir des insuccès nombreux attirés à la hernie inguinale par la foule des empiriques ignorants des siècles précédents, revit le jour, grâce à elle, lorsqu'en 1835, Gerdy fit connaître son procédé d'invagination du scrotum dans le trajet herniaire.

La cure radicale semble renaître dès lors à une ère nouvelle. Velpeau en 1835, Leroy d'Etiolles et Bonnet l'année suivante, enfin Malgaigne et Mayor en 1837, et Jules Guérin en 1842, publient des travaux importants. Deux thèses d'agrégation traitent encore de cette intéressante question. Celle de Bonnet en 1839, et celle de Thierry en 1841. Celui-ci remet à l'ordre du jour la ligature de la hernie avec torsion du pédicule. Bérard publie son article du *Dictionnaire en 30 volumes*. Mais à la mort de Gerdy son travail retombe dans l'oubli et le bandage règne en maître encore une fois.

Ce n'est qu'avec la méthode listerienne que les chirurgiens osent entreprendre une opération qui, à une autre période, avait donné de nombreux insuccès. Alors Charles Steele en Angleterre, Riesel, Nusbaum, Czerny, Socin en Allemagne et Lucas Championnière en France redonnent à cette question un lustre tout nouveau.

En 1879, M. Lucas Championnière prend au Congrès d'Amsterdam la défense de la cure radicale pour la hernie étranglée, et publie en 1881 sa première cure pour hernie non étranglée. Depuis lors, ses publications se suivent, faisant connaître au monde scientifique d'incontestables succès et ramenant la confiance sur cette opération depuis quelque temps si négligée.

En 1883, M. Segond publie sa thèse d'agrégation sur la cure radicale de la hernie.

Depuis lors, les travaux se succèdent, apportant chacun un appoint à cette belle question, et contribuant à donner plus de netteté et de précision aux modes opératoires. Nous citerons la thèse inaugurale de M. Barrier en décembre 1888; les publications de M. Condamin dans le *Lyon médical*, la thèse de M. Casteret, les travaux de M. Goullioud sur les éventrations et enfin quelques discussions intéressantes à la Société de chirurgie.

Nous avons puisé largement dans ces différents ouvrages, citant les diverses théories, les comparant entre elles, essayant d'en tirer une idée utile au praticien, trop heureux si nous avons pu faire apprécier à sa juste valeur une opération qui, par la beauté et la constance de ses résultats, mérite bien le nom de cure radicale.

CHAPITRE II

INDICATIONS DE L'INTERVENTION CHIRURGICALE.
CONTRE-INDICATIONS.

La question des indications d'intervention sanglante dans la cure des hernies ombilicales, si controversée d'abord, s'est beaucoup simplifiée avec les progrès de la méthode de Lister. On a comparé les avantages de cette intervention avec ceux du port des bandages et de l'expectation, on a comparé aussi les dangers de l'un et l'autre système, et, en ce moment, on peut dire que tous les chirurgiens sont partisans de la cure radicale.

Nous diviserons l'étude des indications en trois parties bien distinctes, suivant la variété des hernies. Nous parlerons d'abord des hernies congénitales, nous passerons rapidement sur les hernies des enfants, pour insister davantage sur celles des adultes, qui sont le vrai triomphe de la cure radicale. Nous pourrions créer une quatrième classe pour les hernies des vieillards, mais les indications et contre-indications que nous aurions à citer relèvent, dans ce cas, plutôt de la pathologie générale que d'une thérapeutique spéciale.

HERNIES OMBILICALES CONGÉNITALES

Les hernies ombilicales congénitales ne sont point, comme les autres hernies, le passage d'une portion de l'intestin ou de l'épiploon à travers une brèche de la paroi abdominale, mais une absence totale ou partielle de cette paroi. On cite, en effet, des exomphales qui ont le volume d'une tête d'enfant et dans lesquelles on ne trouve pas trace de paroi abdominale.

Évidemment, dans ces sortes de hernies, une opération serait à peu près impossible. D'ailleurs ce ne serait plus une cure radicale, puisqu'il ne s'agirait plus de fermer un orifice, mais de créer une paroi assez résistante pour contenir les organes abdominaux.

D'ailleurs ces sortes de hernies sont à peu près incompatibles avec la vie. Quand l'enfant ne meurt pas dès sa naissance, ce n'est que pour succomber à la chute du cordon ombilical. En effet, lorsque ce dernier tombe, il entraîne avec lui une portion plus ou moins importante de péritoine qui, laissant les intestins à nu, les expose à l'infection.

Heureusement les hernies congénitales n'ont pas toujours ce volume. C'est en général une anse d'intestin logée entre les éléments du cordon. La guérison spontanée, dans ce cas, n'est pas rare, mais il serait fort imprudent de laisser à la nature le soin d'une opération qui, entre les mains des chirurgiens modernes, est des plus inoffensives. Debout, le premier, a cité dix cas d'exomphales, Bal (de Tiel) a cité un cas de 7 pouces de diamètre et Thelu un autre qui avait 24 centimètres de tour, qui ont été opérés.

Harrison, et après lui Nélaton, ont préconisé la suture des bords de l'ouverture cutanée qui entoure la base de la tumeur. Les modes opératoires se sont succédés et perfectionnés depuis lors et ont créé une longue liste de succès. Nous devons dire néanmoins que l'intervention n'est pas toujours indiquée. En effet, lorsqu'on a affaire à une très légère pointe de hernie, on se contente de soins de propreté jusqu'à la chute du cordon, après quoi un bandage légèrement compressif suffit à vaincre la faible résistance des intestins, et à permettre la cicatrisation de l'anneau.

Nous citerons cependant l'opinion de M. Berger sur les hernies même peu volumineuses, mais dont les enveloppes n'offrent point la résistance nécessaire : « Dans tous les cas où les enveloppes sont minces et transparentes, où elles menacent de se rompre, ou d'être éliminées en totalité, ou, tout au moins, de se laisser perforer par un travail d'ulcération à la suite de l'élimination de leur revêtement amniotique ; dans ceux surtout où le contenu de la hernie est irréductible en totalité ou en partie, il n'y a nulle hésitation sur l'opportunité de l'intervention de très bonne heure. »

HERNIES OMBILICALES DE L'ENFANT

La hernie ombilicale de l'enfant est très fréquente, mais passe souvent inaperçue à cause de son inocuité. Marduel, dans le *Dictionnaire des sciences médicales*, en nous expliquant le mode de formation de ces hernies, nous en donne le mode de guérison le plus habituel : « Ce sont à la fois, dit-il, des hernies de force et des hernies de faiblesse. On y trouve réunies les deux causes essentielles de la hernie : 1º un point faible, un anneau dont l'occlusion n'est pas immédiatement complète et dont la cicatrice peut céder ; 2º les cris si souvent répétés de l'enfant, qui tendent sans cesse à pousser l'intestin à travers cette ouverture mal fermée. »

Mais si on considère que l'effort de l'intestin vers l'extérieur est très faible, que ce manque d'occlusion ou cette cicatrisation retardée ont une tendance continue à se faire, si, à ce moment, on retranche la cause active, les cris de l'enfant, si on le fait mettre dans le décubitus dorsal et qu'un régime peu substantiel n'ait pas pour effet d'augmenter le volume de son

ventre, on aura appliqué le moyen le plus sûr de guérir. L'expérience nous montre, en effet, que ces hernies guérissent
presque toujours spontanément. Il suffit, comme le conseillait
Trousseau, d'appliquer sur la hernie réduite un tampon de
ouate, gros comme une noix, et maintenu par une bande de
diachylon faisant deux fois le tour du corps.

Cependant cette hernie si bénigne pourrait être justiciable
de la cure radicale, si on prouvait, comme quelques auteurs
l'ont avancé, qu'il y a une relation étroite entre la hernie
ombilicale de l'enfant et celle de l'adulte, et que cette dernière ne survenait guère que chez des individus qui avaient
eu la première, qui en paraissaient complètement guéris,
mais qui avaient conservé une certaine faiblesse de la paroi
abdominale au niveau de l'ombilic. Si l'expérience venait con-
firmer cette idée, la cure radicale recevrait de nombreuses
indications comme cure préventive.

HERNIE OMBILICALE DE L'ADULTE

La hernie ombilicale de l'adulte diffère des deux précé-
dentes par une tendance continuelle à augmenter, par suite
de la fatigue, des efforts ou même du poids seul de la hernie
et de la faiblesse de l'anneau. Comme on le voit, nous entrons
dans le vif de la question de l'intervention en montrant les
effets désastreux de l'expectation.

Nous ne nous attarderons pas à faire la distinction entre la
hernie ombilicale proprement dite et la hernie ad umbilicale.
Au point de vue pratique auquel nous nous plaçons, cette
question si controversée n'a pas d'intérêt.

Nous ne nous attarderons pas non plus à citer les opinions
qui datent déjà de quelques années, lorsque M. Duplay écri-
vait pour recommander «de se borner à soutenir la région

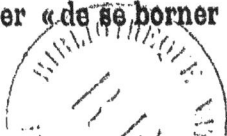

2

ombilicale par un bandage médiocrement serré et de faciliter par de courtes manœuvres de refoulement l'ampliation de la cavité du ventre. » En ce moment, comme nous le disions au début de ce chapitre, on est beaucoup plus partisan de l'intervention, et il nous suffira, pour expliquer cette opinion, de mettre en regard des dangers divers auxquels est exposé le porteur de ces hernies, l'inocuité à peu près complète de la cure radicale.

Nous avons déjà parlé de la tendance continuelle de la hernie ombilicale à augmenter et à multiplier par conséquent les chances d'accident. La hernie ombilicale est très difficilement maintenue par un bandage. En raison de la topographie des lieux, ce dernier a une tendance continuelle à glisser. Ce danger est surtout considérable avec la femme dont la paroi abdominale est toujours surchargée d'une couche plus ou moins épaisse de tissu adipeux, ce qui rend la contention plus difficile. En outre, comme chez elle les jupes viennent s'attacher juste au-dessus de la hernie et pèsent de tout leur poids sur elle, la femme est obligée d'employer toutes sortes d'artifices pour la protéger sous le bandage. Malgré cela, nous voyons les excoriations, l'eczéma, l'impétigo avec des sécrétions plus ou moins fétides, se développer et entretenir chez la femme même qui se soigne un état de malpropreté très préjudiciable au physique et au moral. Aussi partagerons-nous l'avis de M. Lucas Championnière, qui dit : « Quel que soit le bandage ombilical, le meilleur ne vaut rien. »

Souvent la hernie ombilicale est douloureuse. Nous ne pourrons mieux faire que de citer encore M. Lucas Championnière : « Il n'est pas rare de voir la hernie, dès le début de son développement, accompagnée d'un état névralgique de la paroi abdominale. On trouve, autour du noyau dur, de petites tumeurs ombilicales ou péri-ombilicales, des douleurs irradiées comme on en trouve quelquefois autour de certains lipomes ou de certains adénones du sein ou d'autres régions. Ces douleurs, souvent presque continues, sont exaspérées au moindre choc. Dès cette période, le port d'un bandage est à peu près impossible, et, pour ces cas, rien ne pourra modérer l'accroissement de la hernie ; les mouvements, les frottements, la marche deviennent pénibles. L'immobilisation du sujet et l'accroissement de la hernie commencent dès ce moment. »

Un autre danger que la hernie ombilicale fait courir à son porteur, provient de sa constitution anatomique. En effet, le péritoine est adhérent à la cicatrice ombilicale, tout au moins dans sa partie inférieure. Ce n'est guère qu'au niveau du quart supérieur qu'il en est séparé par la veine ombilicale et une couche cellulo-graisseuse. Tant que la hernie restera petite, le péritoine et la peau n'auront point à souffrir. Mais, même avec une hernie moyenne, le péritoine ne pouvant glisser sur la peau, ces deux éléments protecteurs subiront une distension forcée en un seul point. Comme conséquence, ils s'aminciront considérablement et s'irriteront en communiquant leur inflammation à l'épiploon, d'où adhérences plus ou moins complètes, plus ou moins multiples. Quelquefois ces adhérences produiront une fusion complète des éléments du sac, au point que quelques auteurs, comme Dionys, Arnaud, Garengeot, Petit et Richter, ont prétendu que la hernie ombilicale n'avait pas de sac. Quelquefois aussi ces adhérences, sans être aussi généralisées, divisent le sac en une foule de diverticules, dans lesquels une portion d'intestin peut très bien venir s'étrangler secondairement, et maintenir cet étranglement secondaire, même après un taxis parfait. Hâtonsnous d'ajouter, d'ailleurs, que ces adhérences, qui sont assez rares dans les autres espèces de hernies, sont à peu près constantes dans les hernies ombilicales.

Nous venons déjà de voir l'étranglement partiel qui peut

survenir, mais l'étranglement ordinaire n'est pas moins à craindre. On comprendra très bien que cet accident ne soit pas rare, au milieu de cette inflammation, de ces adhérences multiples, de cette épiploïte à peu près constante. On a prêté pendant longtemps à l'étranglement de la hernie ombilicale une gravité toute spéciale qui en rendait le pronostic fatal. On croyait partout que la hernie ombilicale produisait la gangrène dans un délai très court. De là cette terreur des malades et des médecins pour cette sorte de hernie ; ce qui faisait dire à Dionys qu'« il vaudrait mieux qu'un hernieux se passât de chemise que de bandage. » Gosselin a fait justice de ces préjugés et a rendu à la hernie ombilicale la gravité et l'importance qui lui revenaient sur ce point.

M. Lucas Championnière cite l'obésité comme une résultante de la hernie ombilicale, parce que cette dernière, par les douleurs constantes et l'irritation qu'elle procure, empêche de se livrer à un exercice régulier. Nous donnons pour ce qu'elle vaut cette ingénieuse interprétation, mais nous ne pouvons nous empêcher de citer ce que dit le même auteur des rapports qui existent entre la hernie ombilicale et l'emphysème.

« On peut dire que, sans exception, tous les sujets atteints de hernie ombilicale de quelque durée, sont atteints d'emphysème pulmonaire. La difficulté de la respiration et la toux sans cesse renouvelée viennent encore s'ajouter aux causes d'accroissement et de complication de ces hernies. Les malades obèses et emphysémateux se trouvent enfermés dans un cercle vicieux : leur mal leur interdit le mouvement, l'hygiène nécessaire pour guérir ou s'améliorer. Leur toux et leur obésité toujours croissantes augmentent les proportions de leur hernie et engendrent des accidents de plus en plus graves. »

A côté de ces dangers continuels qui guettent les porteurs

de hernie ombilicale et qui sont des indications suffisantes
pour la cure radicale, nous devons citer deux conséquences
de ces accidents : l'irréductibilité et l'augmentation de volume
qui sont, elles aussi, deux indications formelles d'opération.
On ne doit pas croire que le volume exagéré de la hernie soit
une cause d'abstention, au contraire. Nous avons cité le cas
de Thelu, opéré à une époque déjà assez éloignée, d'une hernie ayant 24 centimètres de tour. M. Lucas Championnière
cite une opération qu'il fit avec un succès suffisant sur une
hernie qui avait 78 centimètres de circonférence.

Si nous mettons en regard de ces indications urgentes
d'opération, des statistiques montrant l'innocuité à peu près
complète qu'elle présente depuis l'application de la méthode
de Lister, nous aurons suffisamment montré l'importance de
la cure radicale et la responsabilité considérable qu'assument
les partisans de l'ancienne théorie de l'expectation et du bandage. A une époque chirurgicalement déjà éloignée de nous,
M. Segond, citant la statistique de Leisrink, donne comme
résultat quinze morts appartenant toutes aux autres hernies,
et, pour huit hernies ombilicales opérées, huit succès complets. M. Lucas Championnière cite douze hernies ombilicales opérées par lui, toutes avec succès. M. Condamin cite,
lui aussi, plusieurs opérations faites par lui ou par M. Pollosson, toutes avec un plein succès, et nous-même avons pu
voir, parmi six opérations de cure radicale faites par M. le
professeur Tédenat, six succès opératoires. Trois opérées re-
vues deux ans après l'intervention restaient parfaitement
guéries. Les trois autres sont opérées depuis moins d'un an
sans récidive.

Les contre-indications d'intervention ne nous occuperont
pas longtemps. D'abord, pour la hernie congénitale, lorsque
la masse des intestins fait saillie en entier hors de l'abdomen,
l'opération paraît impossible. Chez le nouveau-né ou l'enfant,

on ne doit pas opérer lorsque la hernie petite, facilement réductible, est contenue sans difficulté par un bandage et que l'état général est bon. Chez l'adulte, l'abondance de tissu adipeux sera rarement un cas de contre-indication. Quant aux contre-indications fournies par l'âge, le sexe, etc., nous ne rentrerons point dans les banalités communes à toutes les opérations. Nous citerons néanmoins l'opinion de M. Lucas Championnière sur les saisons : «J'ai tant répété que les accidents pulmonaires sont particulièrement redoutables, que l'on comprend, sans que j'y insiste, que la saison rigoureuse et les grands froids ne sont pas favorables à l'opération. Du moins, dans la mauvaise saison, il est sage de prendre des précautions particulières pour mener les choses à bien. »

Comme on le voit, les indications d'opération sont devenues presque constantes et nous ne pouvons mieux faire en terminant ce chapitre que de citer, à l'appui de notre opinion, l'autorité de M. Condamin qui résumera notre chapitre des indications.

« Les chirurgiens sont actuellement à peu près d'accord sur l'utilité qu'il y a à opérer les hernies ombilicales étranglées ou non. Les indications se sont beaucoup étendues dans ces derniers temps, et, à part les hernies petites des nouveau-nés, qui ont une tendance presque absolue à la guérison, on peut dire que toute hernie ombilicale doit être justiciable d'une cure radicale, en raison des complications nombreuses dont elle peut être l'objet à un moment donné. »

CHAPITRE III

MANUEL OPÉRATOIRE

Visant à traiter d'une façon plus pratique que savante la question de la cure radicale au point de vue du manuel opératoire, nous ne nous attarderons pas à citer tous les procédés employés depuis Celse pour la cure des hernies. M. Segond, dans sa thèse d'agrégation, a fait une étude aussi savante que judicieuse en même temps qu'une critique très complète des moyens employés jusqu'à lui, et M. Casteret (de Lyon) a jugé avec beaucoup de rectitude, dans sa thèse inaugurale de décembre 1892, les diverses méthodes actuelles.

Comme on le voit, le chemin nous est largement tracé, aussi nous nous contenterons de décrire le procédé opératoire tel qu'il est actuellement pratiqué à peu près partout, recueillant et classant les divers perfectionnements apportés à cette méthode, non point par les théoriciens de la chirurgie, mais par ceux qui, le bistouri à la main, ont pu comparer et juger le côté pratique des diverses méthodes.

Nous diviserons, comme on le fait toujours, notre étude en cinq temps :

    I. Incision des téguments ;
    II. Ouverture du sac ;
    III. Réduction des viscères ;
    IV. Avivement ;
    V. Occlusion de la paroi.

Ce seront surtout les premier et cinquième temps qui nous occuperont, car c'est d'eux surtout que dépend la facilité de l'opération et le maintien de la cure.

I. INCISION DES TÉGUMENTS. — L'incision des téguments, telle qu'on la pratique en ce moment, mérite bien le nom d'*omphalectomie*. C'est en effet sur l'ablation tolale de l'ombilic qu'elle repose, ablation dont nous allons montrer l'utilité et les avantages. Elle consiste en deux incisions elliptiques formant un fuseau plus ou moins allongé contenant à leur partie médiane l'ombilic. La distance des points où ces deux lignes doivent se rencontrer au-dessus et au-dessous de l'ombilic, c'est-à-dire la portion de tégument à enlever, dépend de la forme et du volume de la hernie. Si on a affaire à une petite hernie qui n'a produit sur la peau ni tiraillement ni amincissement, on pourra se contenter de réséquer une faible portion de peau et de tissus. Mais si on a affaire à une hernie volumineuse, qui ait aminci considérablement les téguments, ces parties seront certainement en mauvaise forme, et, par suite des vices de nutrition et du peu de vitalité qui sont la résultante fatale de ces compressions, elles seront dans de mauvaises conditions pour établir une cicatrice résistante. Dans ce cas, il ne faut pa scraindre de réséquer beaucoup de peau autour de l'ombilic, et, comme alors les deux ellipses auraient une courbure trop considérable qui empêcherait toute coaptation, on devrait réséquer aussi en haut et en bas largement, de façon à former un fuseau dont les bords se rapprocheraient le plus possible de la ligne droite. M. Condamin dit avec juste raison : « D'une façon générale, on doit dire qu'il faut une incision d'autant plus étendue dans le sens longitudinal du corps, que les dimensions transversales de celle-ci sont plus étendues. Si la plaie transversale a 4 centimètres de large, il faudra que la plaie longitudinale soit de

12 centimètres. Du reste, l'étendue de cette dernière incision n'a qu'une importance bien secondaire. C'est quelques points de suture de plus, voilà tout. »

D'un autre côté, lorsque la paroi abdominale paraît trop étroite pour la masse intestinale et qu'on peut craindre un affrontement difficile des lèvres de la plaie, on devra réséquer le moins possible. En outre, si avec une peau amincie et vaste on sent au-dessous une paroi tendue, on pourra réséquer largement la peau et plus légèrement les tissus sous-jacents, de façon à obtenir un infundibulum.

Pour l'incision du tissu qui sépare les deux muscles droits et forme la ligne blanche, les avis sont partagés. M. Chandelux veut profiter de ce que les deux aponévroses, antérieure et postérieure du muscle, viennent se réunir sur le bord interne et s'entre-croiser avec celle du côté opposé pour former une ligne très résistante. Il incise pour cela cette aponévrose le plus loin possible des bords des muscles, de façon à ne point couvrir les gaines, et, les suturant ainsi directement, il reconstitue une ligne blanche très résistante. D'autres chirurgiens, au contraire, incisent le plus près possible des muscles, de façon à ce que ces derniers viennent faire hernie dans la plaie et que, par la suture, ils forment un plan musculaire plus résistant. Les deux théories paraissent avoir chacune de sérieux avantages, mais la statistique n'est pas encore venue juger la question en nous donnant des chiffres comparatifs précis.

L'omphalectomie, dont nous venons d'étudier la marche, offre des avantages considérables qui nous faciliteront beaucoup le cours de l'opération. D'abord, la plaie largement ouverte nous permettra de pénétrer avec toute notre liberté d'action jusque dans la cavité abdominale. Par cela même, nous pourrons faire dans de bonnes conditions la suture à trois étages, seul moyen qui nous mette à l'abri d'une éventration post-opératoire.

En outre, le sac ouvert de dehors en dedans rendra plus facile et plus rapide, surtout dans la hernie étranglée, la recherche de l'intestin au milieu des masses épiploïques et l'ablation des adhérences parfois si nombreuses.

II. Ouverture du sac. — Ce temps est beaucoup plus simple qu'il ne l'était avec les autres procédés. On n'est plus obligé d'ouvrir le sac par sa partie proéminente et de rechercher au milieu des adhérences et de l'épiploon les anses de l'intestin hernié. Ce procédé très long et même dangereux, puisque, malgré toutes les précautions prises, on a eu vu des déchirures d'intestin se produire, n'est plus nécessaire. On se contente maintenant, après l'incision des téguments, de prendre une portion de séreuse péritonéale assez éloignée du collet du sac, avec une pince à dissection, on attire à soi avec précautions de façon à voir si on n'est pas sur une adhérence. Une fois la séreuse bien détachée des organes sous-jacents, on l'incise jusqu'à ce que, dans l'ouverture produite, on puisse enfoncer l'index. On se sert de ce doigt comme d'une sonde cannelée, mais sonde d'une exquise sensibilité et qui voit pour ainsi dire à l'avance le chemin qu'elle va s'ouvrir sous le péritoine. On fait glisser alors sur ce doigt une branche de ciseaux ordinaires et on ouvre sans plus de difficultés. Dès que le sac est ouvert, on se trouve tout de suite au milieu du champ opératoire au lieu d'avoir, comme dans les anciennes hernies, tout le contenu du sac à traverser. C'est alors que commence la réduction des viscères.

III. Réduction des viscères. — Dès que le sac est ouvert, on voit tout de suite les relations qui existent entre l'épiploon et les anses intestinales. On suit celles-ci immédiatement sans se préoccuper de l'épiploon. On libère avec précaution, s'il y a lieu, les adhérences. On tire tout simplement sur celles qui n'offrent pas une grande résistance. S'il y en a qui paraissent trop vasculaires, on fait une ligature préalable et on résèque. Enfin, lorsque l'intestin est complètement libéré, comme il faut autant que possible délivrer la cavité abdominale de l'excédent de masses, soit épiploïques, soit intestinales, qui sont la cause première de la hernie, on résèque tout l'épiploon contenu dans le sac. Pour cela on l'attire au dehors ; on voit par la même occasion s'il n'y aurait pas d'adhérences à l'intérieur de la cavité abdominale tout autour du collet, ce qui arrive quelquefois, et, dans ce cas, on doit les briser. Lorsque l'épiploon, bien attiré au dehors, est étalé en éventail, on le pédiculise et on jette sur ce pédicule formé une ligature solide. On peut choisir pour cela la ligature préconisée par M. Lucas Championnière, c'est-à-dire la ligature au moyen de deux ou plusieurs fils entrecroisés. On se sert pour cela de l'aiguille mousse de cet auteur et on enchaîne les fils de façon à ce qu'ils dépendent tous les uns des autres. On résèque ensuite l'épiploon à un centimètre et demi au-dessus de la ligature, et on maintient quelque temps le moignon hors de la cavité abdominale, pour s'assurer qu'il n'y a nul danger d'hémorragie.

IV. AVIVEMENT. — Le temps de l'opération avait autrefois une importance capitale lorsqu'on avait à suturer un collet du sac, fibreux, épaissi par la rentrée et la sortie continuelles de la hernie, et quelquefois même cartilagineux. En ce moment, on se contente de donner à l'ouverture péritonéale la forme elliptique du reste de l'incision. Cela ne présentera ni danger ni difficultés, si on a libéré à l'avance cette séreuse des adhérences qu'elle pouvait avoir contractées en dehors de la hernie, en les détachant comme nous le disions tout à l'heure au moyen du doigt recourbé en crochet et promené sur la paroi postérieure du péritoine.

Si on avait ouvert la gaine des muscles droits de l'abdomen et que ceux-ci vinssent faire hernie au dehors, ce qui gênerait l'affrontement des deux bords de l'aponévrose, on ne craindrait pas de réséquer aussi la partie trop exubérante des fibres de ces muscles.

A ce moment, la cure proprement dite est terminée. Tout est rentré dans l'ordre, il ne reste plus qu'à refermer cette plaie. Nous verrons que c'est la partie la plus importante de l'opération pour la durée de la cure, et nous verrons, surtout là, combien le procédé moderne offre d'avantages sur les précédents, et combien plus il garantit le malade contre les dangers d'une éventration post-opératoire.

V. OCCLUSION DE LA PLAIE. — Avant de décrire le procédé, nous croyons utile de faire une description rapide des difficultés que nous allons rencontrer. D'abord, il faut que la cicatrice que nous cherchons à obtenir contienne tous les plans aponévrotiques et musculaires de la paroi, pour avoir le plus de solidité possible.

En outre, il ne faut point que cette cicatrice forme une dépression qui serait plus tard, ainsi que le dit M. Poncet, « une amorce » à une nouvelle hernie.

Pour cela, nous devons, ainsi que le démontrent les résultats comparés des nombreuses méthodes d'occlusion, suturer les divers plans qui forment au niveau de l'ombilic la paroi abdominale.

D'abord, nous aurons le péritoine dont la suture ne doit pas être négligée, mais qui, au point de vue de la contention des organes, ne joue qu'un rôle très secondaire. En seconde ligne, vient l'aponévrose profonde, dont Gill Wylie nous montre l'importance. « La nécessité, dit-il, de rapprocher les bords du péritoine semble généralement reconnue, mais la plupart des opérateurs méconnaissent entièrement le fait que

l'épais fascia qui sépare et réunit les muscles droits est en
réalité le tendon des muscles abdominaux à direction transversale ; que c'est ce fascia, et non les muscles droits, qui
donnent aux parois abdominales leur résistance dans le sens
transversal. Les muscles droits sont longitudinaux et très facilement déviés au dehors par toute force agissant transver-
salement et tendant à les séparer. »

En effet, comme le dit très bien Gill Wylie, les muscles
droits jouent le rôle de sangles longitudinales de l'abdomen
jouissant d'une grande puissance dans ce sens, mais pouvant,
sous le moindre effort transversal, se séparer et donner toute
liberté à une distension abdominale.

On doit par conséquent rechercher précieusement ce feuillet
aponévrotique profond, entre le péritoine et les muscles droits.
On augmentera ainsi, dans une notable proportion, la résistance de l'abdomen à l'effort de la masse intestinale.

D'abord, avant d'énumérer ces divers temps secondaires de
l'occlusion de la plaie, nous croyons devoir citer un procédé
pour faciliter les sutures, procédé que M. Condamin a décrit,
qu'il a essayé même dans des expériences d'amphithéâtre avec
un réel succès. Lorsqu'on a affaire — ce qui arrive souvent,
puisqu'on opère généralement sur des femmes — à une paroi
abdominale épaissie par le tissu adipeux, on obtient une plaie
d'une assez grande profondeur pour rendre presque impossi-
bles les premières sutures. Dans ce cas, on facilitera, dit
M. Condamin, la recherche et l'adossement de ce plan aponévrotique profond en passant, avant de faire la suture à trois
étages, trois ou quatre fils profonds. Avec l'aiguille de Reverdin, on fait pénétrer à 4 centimètres des bords de l'incision
un fil métallique résistant qui traverse obliquement toute la
paroi, mais de telle sorte que la couche péritonéale ne soit
perforée qu'à 5 millimètres de son bord, ce qui est suffisant
pour permettre son adossement avec la couche correspondante

du côté opposé. En un mot, ce fil, qui est destiné à rapprocher solidement les parois écartées, entre dans la peau à 4 centimètres des bords de l'incision, traverse obliquement de dehors en dedans la couche musculo-aponévrotique, perfore le péritoine à 3 ou 4 millimètres de sa section, puis va pénétrer dans les mêmes couches, mais en sens inverse. En tirant sur ce fil profond, il est facile d'obtenir un rapprochement des couches qui doivent se correspondre et d'en pratiquer la suture. Ce procédé nous paraît être très utile dans beaucoup de cas.

Une fois les parois de la plaie bien affrontées, on commence les sutures. On doit commencer à suturer le péritoine tout seul, de crainte que, si on le suturait avec les couches fibreuses, il ne se glissât entre les lèvres de ces dernières et empêchât une bonne cicatrisation.

Cependant si le péritoine adhérent à l'aponévrose postérieure risquait de se déchirer dans les efforts qu'on fait pour adosser les lèvres en suturant, ou si l'on avait été obligé d'en réséquer une portion trop considérable, on pourrait employer le procédé de M. Jeannel, expérimenté avec succès par MM. Pollosson et Condamin. Il consiste, au lieu de faire le premier plan de sutures avec le péritoine seul, à le doubler du feuillet profond de l'aponévrose en faisant des points très rapprochés les uns des autres, et en veillant bien à l'adossement séro-séreux.

Le point de suture qui convient le mieux pour le péritoine, et qu'on utilise avec succès dans les laparotomies, est le surjet à points passés, tel que l'a mis en usage Doyen (de Reims). On fait plusieurs points avec le même fil, comme dans le surjet ordinaire, et on arrête le fil tous les quatre ou cinq points en le passant au travers du point précédent. Après quoi l'on peut suturer le plan musculo-aponévrotique. On emploiera, pour cette suture, le même point que pour le péritoine. Suivant que l'on pratiquera la méthode de M. Chandelux ou celle de l'ouverture de la gaîne des droits, le mode opéra-

toire différera. Dans ce dernier cas, on devra veiller à ce que
le feuillet aponévrotique profond, qui a une tendance à se ca-
cher sous la masse des muscles, soit pris dans la suture, et
pour cela, il faudra enfoncer l'aiguille assez loin du bord
cruenté pour être certain de prendre ce feuillet dans la suture.

La suture cutanée se fera au moyen du fil métallique et à
points séparés, si l'opéré présente une épaisseur trop grande
de la paroi abdominale ; comme, dans ce cas, la coaptation
complète serait difficile, il sera bon de placer une suture profonde qui embrassera toute l'épaisseur de la paroi abdominale.

Nous ne nous occuperons point de juger lequel est préféra-
ble du catgut ou de la soie. La question est fort délicate ;
d'ailleurs, chaque praticien a son expérience personnelle
comme guide certain. Pourvu que le lien soit résistant et
aseptique, peu nous importera la matière qui le compose.

Nous avons, en ce moment, les deux lèvres de la plaie bien
accolées l'une à l'autre ; le pansement bien fait, joint à une
asepsie parfaite, nous fait croire que le processus cicatriciel
va suivre son cours le plus normal. Quelle va être l'hygiène post-
opératoire ? Nous ne nous attarderons pas à citer toutes les
précautions que doit prendre l'opéré, nous nous contenterons
de citer une indication pressante : *A aucun prix, il ne faut
qu'il se produise de tiraillements sur les sutures.* « Il faut,
dit M. Casteret, défendre au malade de s'asseoir sur son lit,
point d'efforts les cinq ou six premiers jours. On lui donnera
une alimentation légère, des liquides, des boissons rafraîchis-
santes. On évitera ainsi la distension de l'intestin et celle des
sutures. Le régime est sévère, mais il faut songer au résultat.

Pour la question si controversée du bandage, nous ne se-
rons point exclusif, comme M. Lucas Championnière, en le
supprimant toujours. Il nous paraît que, surtout chez les per-

sonnes obèses, ou chez celles dont le ventre en bateau dénonce une faiblesse considérable des parois, le port d'une ceinture abdominale bien faite doit rendre de grands services.

OBSERVATIONS

Observation I

(Service de M. le professeur Tédenat, payante, lit n° 3)
(Communiquée par M. le professeur Tédenat)

Alice B..., quarante et un ans, entrée le 5 juillet 1893.

Le père est mort à soixante-sept ans de maladie de cœur. Il avait une hernie depuis douze ans. La mère est encore vivante et n'a pas de hernie.

Mariée à vingt-trois ans, elle a eu deux enfants bien portants et sans hernie.

Elle n'a jamais été malade.

La hernie ombilicale a débuté, pendant sa première grossesse, il y a quinze ans. Elle s'aperçut qu'elle avait une petite tumeur du volume d'une noisette, au niveau de l'ombilic. Pas de douleurs, pas de troubles digestifs. L'état reste stationnaire pendant deux ans. A la suite d'une seconde grossesse, elle commence à souffrir fréquemment; il ne se passait pas de jour qu'elle ne ressentît des douleurs plus ou moins vives au niveau de la hernie; les douleurs cessaient sous l'influence de la position couchée et lorsque la hernie se réduisait. Depuis lors, la tumeur a augmenté progressivement, mais les douleurs sont devenues un peu moins fréquentes ; cependant, elles ont été très vives. Jamais de vomissements. Jusqu'à ces derniers temps, la hernie se réduisait assez facilement, mais se reproduisait de suite. Depuis six mois, elle ne rentre plus complètement.

La malade n'a commencé à être traitée par un bandage que quatre ou cinq mois après le début de la hernie. Encore le port du bandage a-t-il été fort inconstant.

ÉTAT ACTUEL. — Femme bien portante, grosse et forte, très grasse. Excellent appétit, digestion facile, selles régulières (tous les jours). Ne souffre pas actuellement de sa hernie qui la gêne seulement par son poids et la fatigue vite.

Au niveau de la région ombilicale, existe une tumeur de la grosseur d'une petite tête de fœtus à terme. Dans le sens antéro-postérieur, elle ne mesure que 6 travers de doigt, et 9 dans le sens latéral : elle est vaguement lobulée, et a sa peau sillonnée de veinosités. En deux ou trois points, existent de petites cicatrices, vestiges d'abcès survenus l'hiver dernier. La tumeur, d'une façon générale, est développée à gauche de l'ombilic. Elle dépasse la peau de l'abdomen de 4 ou 5 travers de doigt. Sonore à la percussion.

En comprimant, on réduit la tumeur à peu près complètement avec un fort gargouillement. En enfonçant alors le doigt, on sent un anneau profond très résistant, dans lequel le doigt pénètre très facilement. La hernie se reproduit au moindre effort.

On donne à la malade deux grammes de benzo-naphtol, deux œufs, un demi-litre de lait. Purgations, lavements et bains.

9 juillet. — Incision longitudinale de la tumeur. On tombe de suite sur un sac très mince que l'on incise. On voit alors

8

le contenu du sac, épiploon et intestin. Il existe de nombreuses adhérences épiploïques, dont certaines sont coupées entre deux ligatures, mais dont le plus grand nombre est simplement déchiré. Résection d'une portion de l'épiploon. La séparation des adhérences est longue et pénible. Quand tout est libéré, on essaie, mais en vain, de faire la réduction. On est obligé de débrider l'anneau profond : Réduction alors facile. Résection d'une grande partie du sac et de la peau. Suture du péritoine, puis des muscles (difficile à cause de l'épaisseur de la couche adipeuse). Ces sutures sont faites à la soie au surjet. Suture cutanée au fil métallique. Pansement.

Potion à la morphine et à la belladone, glace. Le soir, la malade va très bien ; pas de vomissements, pas de douleurs.

10. — La malade va bien : elle ne souffre pas, pas de vomissements, pas de selles ; n'a pas rendu de gaz.

On supprime la morphine. On ne donne que glace et eau de Seltz, la malade refusant le champagne.

11. — Va toujours très bien ; prend quelques cuillerées de lait ; a rendu des gaz.

12. — Va toujours très bien. Demande à manger ; lait, deux œufs à la coque ; une selle légère.

13. — Même état. Bouillon, aile de poulet.

15. — La malade est un peu fatiguée. Elle a un peu trop mangé.

16. — On ne donne que du lait ; une selle.

17. — On revient à l'alimentation ordinaire, mais modérée. Légère douleur abdominale à gauche.

18. — Pansement ; plaie parfaite, pas même humide ; on enlève les fils.

19, 20. — Va très bien, ne souffre plus du ventre.

22. — Pansement. Les fils profonds (suture musculaire) n'ont pas pris. Ils s'éliminent. Il y a une plaie assez profonde qui bourgeonne bien.

26. — Pansement. Cicatrisation en bonne voie.

3 août. — Pansement. Cicatrisation presque complète.

8. — On passe le crayon de nitrate ; plaie à peu près cicatrisée.

10. — Exeat. Porte un bandage.

La résection de l'anneau ombilical a été complète et la gaîne des muscles droits ouverte. La portion d'épiploon enlevée avait le volume des deux poings. La malade reste parfaitement guérie. Des renseignements très complets ont été donnés à M. Tédenat par M. le Dr Dussaud, le 16 février 1895.

Observation II

(Service de M. le professeur Tédenat, lit n° 3)

(Communiquée par M. le professeur Tédenat)

Entrée le 19 février 1890, la nommée Rosine C..... est une petite femme âgée de vingt-trois ans, très grasse. Aucune tare physiologique. Sa santé a toujours été très bonne. Réglée depuis l'âge de douze ans, ses menstrues ont toujours été régulières. Mariée à dix-sept ans, elle avorte quatre mois après son mariage ; à vingt et un ans, nouvel avortement au troisième mois.

Cette malade est entrée à l'hôpital pour une hernie qui fait saillie au-dessus du nombril, surtout à droite. Pendant toute sa vie, elle a remarqué qu'après ses repas elle est soumise à des irritations acides désagréables ; cependant les digestions s'accomplissaient et elle n'a jamais eu de vomissements alimentaires.

Depuis un an, elle est incommodée par des vomissements glaireux, survenant toujours le matin à son réveil. Ils se produisent en moyenne tous les deux ou trois jours ; la malade n'a jamais de vomissements analogues pendant la journée. Les matières vomies sont constituées par un liquide blanc verdâtre, elle en évalue la quantité à un verre ordinaire. La malade a appris que jusqu'à l'âge de trois ans elle avait porté une ceinture abdominale.

La hernie, siégeant en dessus de l'ombilic et un peu à droite, est du volume d'un gros œuf de poule dans le décubitus dorsal; si la malade se lève, elle grossit, sans cependant la gêner considérablement. L'existence manifeste de cette hernie remonte à deux ans. Durant ce laps de temps, à diverses reprises, environ dix fois, se sont produits des phénomènes d'étranglement, vomissements, douleur durant jusqu'à vingt-quatre heures.

Dans le cas présent, il n'y a pas encore eu de symptôme très grave; mais, si on laissait aller les choses, il pourrait arriver qu'une traction considérable eût lieu sur la partie supérieure de l'épiploon, et de là sur l'estomac et le côlon transverse, à cause des phénomènes de pseudo-étranglement que nous avons signalés, qui, un jour ou l'autre, pourraient devenir dangereux. L'obésité considérable de la malade rend impossible la contention par un bandage. L'opération seule semble pratique.

Traitement préparatoire. Régime : deux œufs à la coque tous les jours, un peu de croûte de pain, peu de boissons; trois grammes de naphtol β en cinq cachets.

27 février. — Un grand lavement avec deux cuillerées de glycérine.

28. — Opération. Piqûre d'atropomorphine 0,01. Anesthésie chloroformique facilement obtenue. Lavages antiseptiques de la région qui est environnée de compresses trempées dans le sublimé.

Incision de 6 centimètres environ sur la tumeur herniaire, suivant son axe vertical, à 1 centimètre à droite de la ligne

médiane du corps. Incision aux ciseaux d'une lame de tissu
cellulaire. Cette lame et la peau entre deux pinces à forci-
pressure permettent d'écarter légèrement les lèvres de la
plaie. On arrive sur le sac qui est très aminci ; l'épiploon qui
est dans le sac est très réduit, le sac est tordu plusieurs fois,
bien vidé, plissé entre les doigts et saisi aussi bas que possible entre les mors d'une pince courbe. Au-dessous des pinces,
on passe un long fil double au Reverdin, l'aiguille reprend le
sac une seconde fois un peu plus haut et les fils sont coupés.
On a ainsi plusieurs chefs permettant de faire une ligature médiane et une à chaque extrémité du sac. Avec les ciseaux,
on enlève le sac immédiatement au-dessus des pinces ; la sur-
face incisée, encore comprise dans les pinces, est séchée au
thermocautère au rouge sombre, le sac est enfoncé dans l'abdomen. — Deux sutures profondes à l'extrémité inférieure,
partant à 3 ou 4 centimètres au dehors de la lèvre de la
peau, ressortent à distance égale du côté opposé et oblitèrent
le collet de la hernie. Des points de suture ordinaire rappro-
chent les lèvres de la partie supérieure de l'incision. Pendant l'opération et à la fin, lavages créolinés. Poudre d'iodoforme, gaze, ouate, bandage de corps.

1er mars. — La malade n'a pas souffert après l'opération.
La température était hier soir de 37°2, ce matin elle est de
38°. Quelques vomissements peu intenses hier dans la soirée.
La malade a reposé dans la nuit.

2. — La malade n'est pas encore allée à la selle, mais elle
a rendu des gaz. Elle se sent très bien ; elle prend du bouillon
et du lait.

6. — Pansement : la plaie a un très bel aspect. On enlève
les points de suture ; sur l'un d'eux, une petite gouttelette de
pus. Depuis le lendemain de l'opération, la malade n'a pas eu
de nausées ou de vomissements comme précédemment ; elle
n'est pas allée à la selle depuis ce jour (six jours). Eau de
Villacabras.   3*

7. — La malade est allée du corps ; elle demande une nourriture plus solide ; on lui donne une côtelette.

9. — La constipation a cessé. On renouvelle le pansement : un peu de pus ; les lèvres de la plaie sont écartées d'un centimètre, mais elle est cicatrisée profondément. Il s'est fait un peu de sphacèle superficiellement sur les bords et le long des points de suture, distants de 2 centimètres des lèvres de la plaie. La malade va très bien.

13 mars. — Pansement : la cicatrisation se fait fort bien, un peu de pus superficiellement, la plaie est à niveau et de très petite étendue. Poudre d'iodoforme, gaze, ouate, bandage de corps.

16. — Même pansement, la plaie est presque entièrement cicatrisée.

31. — La cicatrisation est à peu près complètement terminée ; on recouvre avec un peu de gaze fixée par du collodion. La malade va très bien et se lèvera quelques heures dans la journée.

5 avril. — La malade est complètement rétablie, plus trace de hernie au voisinage de l'ombilic, plus d'éructations ni d'envies de vomir comme avant l'intervention.

La malade sort de l'hôpital et portera une ceinture hypogastrique.

Après la réduction du sac oblitéré, l'anneau ombilical a été excisé et la suture faite à deux plans, l'aponévrose postérieure des droits étant comprise dans un surjet à la soie, l'aponévrose antérieure et la peau étant suturées au fil d'argent (points séparés).

La malade, revue en mai 1894 par M. le professeur Tédenat, restait bien guérie.

Observation III

Hernie ombilicale volumineuse avec phénomènes de pseudo-étranglement à répétition. Cure par M. le professeur Chandelux (extraite de la thèse inaugurale de M. Casteret).

Marie B..., trente-huit ans, ménagère, entrée le 2 avril 1891.

Cette malade obèse, chez laquelle on ne note rien dans les antécédents héréditaires ou personnels, entre à l'Hôtel-Dieu pour une hernie ombilicale, datant de huit ans.

Elle a eu sept enfants dont deux seulement survivent, les autres sont morts d'affections indéterminées et en bas âge ; trois fausses couches.

Santé habituellement très bonne jusqu'à l'apparition de la hernie. Celle-ci s'est produite brusquement, à la suite d'une journée de fatigue excessive, sans étranglement au début. Depuis ce moment, la malade a porté un bandage, mais d'une façon irrégulière, bandage qui, pendant assez longtemps, maintint la hernie. Mais peu à peu cette contention devint insuffisante, et la malade était sujette alors à des phénomènes péritonéaux, analogues aux phénomènes de l'étranglement et qui duraient plusieurs jours. La tumeur cessait alors d'être réductible ; puis survenaient des coliques, des nausées, des vomissements, du météorisme coïncidant avec une constipation absolue. Puis, sous l'influence du repos au lit, tous ces phénomènes disparaissaient, et la tumeur devenait de nouveau réductible.

Ces retours périodiques d'irréductibilité et de phénomènes de pseudo-étranglement devinrent de plus en plus fréquents, et dans ces derniers temps la malade était condamnée pour ainsi dire à l'inaction et obligée de rester au lit. Aussi se décida-t-elle à réclamer une intervention chirurgicale.

Au moment de l'entrée, la hernie est partiellement réductible, et forme sur la paroi abdominale une tumeur du volume du poing. Celle-ci, recouverte d'une énorme couche adipeuse, est flasque, parsemée de vergetures, et s'étale quand la malade est dans le décubitus dorsal. Aucune douleur à la pression. A la palpation, on sent une tumeur saillante, surtout en bas et à gauche. Son pédicule se continue avec l'anneau ombilical. En exerçant sur elle des pressions soutenues, on arrive à en réduire une partie sans gargouillement, mais les trois quarts environ sont absolument irréductibles. Matité à la percussion.

Constipation habituelle. Perte de l'appétit depuis six semaines environ. Rien d'anormal aux poumons ni au cœur. Pas d'albuminurie. Pas d'ascite. Aucun œdème des membres inférieurs.

4 avril 1891. — Opération. Anesthésie à l'éther. Incision de quinze centimètres sur la ligne médiane. Dissection de la peau, puis libération de la tumeur jusqu'au plan aponévrotique. A l'ouverture du sac, on trouve une grosse masse épiploïque, pelotonnée, condensée, adhérente à l'anneau, surtout au niveau de sa partie inférieure. Dissection des adhérences, de façon à pouvoir exercer des tractions sur la tumeur épiploïque. En agissant ainsi, on voit que le côlon transverse, situé immédiatement derrière l'anneau ombilical, s'engage facilement dans la partie supérieure de celui-ci, et cette disposition anatomique explique facilement ce pseudo-étranglement à répétition dont souffrait la malade, puisqu'il suffisait certainement d'un léger effort pour faire pénétrer dans le sac herniaire une portion du côlon. Le pédicule herniaire épiploïque est subdivisé en cinq petits pédicules secondaires à l'aide du catgut n° 3, puis toute la portion qui formait la her-

nie est incisée. La partie restée adhérente au côlon rentre alors d'elle-même dans la cavité abdominale. Excision complète de l'anneau ombilical, qui est circonscrit par une incision elliptique à grand axe vertical. La gaîne du muscle droit antérieur gauche est ouverte; à droite, au contraire, la section porte en plein tissu fibreux et l'on n'aperçoit pas le muscle. Hemorragie insignifiante. Suture en surjet de l'aponévrose au catgut chromique. Puis suture de la peau de la même façon. Un petit drain est placé à l'angle inférieur de la plaie. Pansement rigoureusement aseptique; potion avec extrait thébaïque, 0 gr. 10.

5 avril. — La température d'hier et celle de ce matin atteignent 38°5. La malade se plaint d'un peu d'oppression. Langue humide. Pas de douleur.

6 avril. — Même état.

7 avril (soir). — Après une journée d'agitation et quelques légers frissons, la malade a été prise brusquement de lipothymie: facies pâle, pouls très rapide, petit, presque imperceptible. Un peu de douleur au niveau de la plaie. Nausées pénibles; un petit vomissement bilieux; langue sèche; ni météorisme ni douleur à la pression sur le ventre. La température atteint 39°3. Deux injections d'éther. Faire toutes les trois heures une injection.

8. — Nuit assez bonne. Le matin, la malade est assez calme. Pouls toujours petit, un peu rapide. Pas de vomissements, mais persistance des nausées.

On enlève le pansement. Un peu de sérosité roussâtre s'échappe du drain par les pressions. Ventre souple, non douloureux. Langue humide. Un nouveau pansement est simplement maintenu par un bandage de corps.

10. — Bon état général. La température oscille entre 38° et 38°4. Un peu de rougeur érysipélateuse autour de la plaie.

16. — La malade se trouve bien et a repris de l'appétit. La température est normale.

21. — Ouverture d'un petit abcès sous-cutané au niveau de la ligne d'incision de la peau. Apyrexie ; bon état général.

8 mai. — Les suites ont été des plus simples. L'abcès s'est rapidement cicatrisé. La malade quitte l'hôpital en portant une ceinture hypogastrique, avec plaque en peau chamoisée pour soutenir la cicatrice.

15 juin. — Quelques jours après être rentrée chez elle, la malade a eu un nouvel abcès sous-cutané qui s'est rapidement cicatrisé. Six mois après, la guérison se maintenait parfaite.

Observation IV

Hernie ombilicale avec obstruction dans le sac, opérée par M. Jeannel
(citée par M. Casteret).

Femme de cinquante-cinq ans. — Hernie ombilicale de la grosseur d'une tête d'enfant de deux ans. Depuis deux jours, douleurs et augmentation de volume. Hier soir 25 octobre 1892, vomissements fécaloïdes. Un médecin essaie du taxis, il obtient une réduction très incomplète, la tumeur ballonnée contient de vieilles cybales.

La malade entre le lendemain à l'hôpital à cinq heures du soir. Kélotomie immédiate. Incision cutanée circonscrivant une ellipse de la peau et du nombril, qui est dépassé en haut et en bas de plusieurs centimètres. On arrive facilement sur l'orifice abdominal, grand comme une pièce de cinq francs.

Au-dessous de l'anneau et sur la ligne blanche, courte laparotomie de trois centimètres, débridement de l'anneau péritonéal du même coup. Pas trace d'étranglement sur l'intestin qui apparaît. Essai de réduction en tirant sur le pédicule intestinal, impossible à réduire.

Large ouverture du sac. Il contient de l'épiploon, les côlons transverse et ascendant, plus l'appendice. Nombreuses adhérences épiploïques et intestinales. Des brides multiples traversent le sac. L'intestin distendu n'est pas très congestionné ; il contient des gaz et des cybales. Il se contracte, il est coudé sur les brides qui l'étranglent et causent l'obstruction.

Les adhérences épiploïques sont détruites, les brides sont déchirées. On essaie de réintégrer l'intestin. La réduction est difficile. L'anneau est élargi par une incision médiane faite en bas. Réduction complète et facile du gros intestin. L'épiploon est maintenu au dehors et réséqué. Le sac est excisé au ras de l'orifice. L'anneau est alors réséqué ; la gaîne des muscles est ouverte latéralement, au-dessus et au-dessous, on enlève les bords flottants de la ligne blanche. On a ainsi un orifice musculo-aponévrotique elliptique.

Après toilette de la plaie, fermeture. Les deux bords étant assez écartés, on tire sur les deux extrémités en haut et en bas, de façon à les rapprocher. On commence la suture en surjet du péritoine, il se déchire. Les lèvres péritonéales et musculaires sont alors saisies dans le même surjet, comprenant aussi les gaînes aponévrotiques. Les fils de soie sont enfoncés à une certaine distance des bords libres de la plaie, afin de mieux assurer le rapprochement des deux lèvres. Le ventre est ainsi fermé, non sans que l'on ait exercé des tractions violentes sur les fils. Sutures cutanées, donc deux plans de sutures. Pansement.

Le lendemain, 27 octobre, état satisfaisant.

30. — La malade a de la congestion pulmonaire ; état abdominal excellent.

3 novembre. — Les symptômes pulmonaires ont disparu ; ablation des sutures cutanées. La réunion est parfaite, pas de douleur à la pression.

CONCLUSIONS

I. La cure radicale de la hernie ombilicale est à peu près constamment indiquée chez tous les sujets.

II. Les divers procédés opératoires pour la résection partielle de l'ombilic donnent naissance à une cicatrice qui forme dépression au-dessous de la ligne blanche et qui est un danger d'éventration post-opératoire.

III. La résection de l'anneau avec allongement de la plaie dans le sens longitudinal détruisent toute dépression et rendent la cicatrice résistante.

IV. La suture à trois étages est la seule qui puisse assurer une coaptation et une restitution complètes de la paroi abdominale.

V. Donc le procédé de choix est l'omphalectomie avec la suture à trois étages, qui assimile la cure de la hernie ombilicale à une laparotomie et en rend la guérison aussi complète.

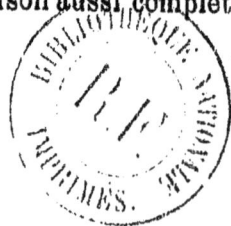

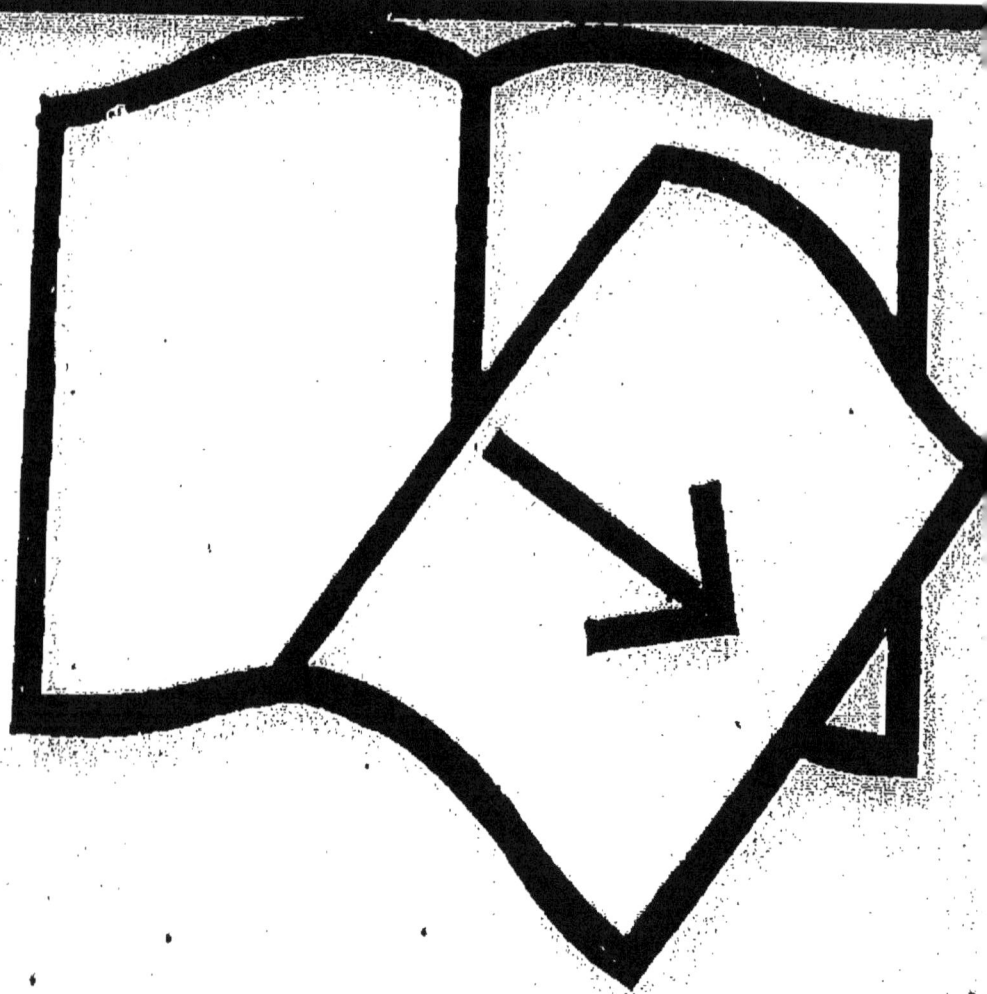

Documents manquants (pages, cahiers...)
NF Z 43-120-13

www.ingramcontent.com/pod-product-compliance
Lightning Source LLC
Chambersburg PA
CBHW071328200326
41520CB00013B/2900